I0000023

Dr E. DESNOS

SUR
L'OPÉRATION DE BOTTINI

Communication faite à la cinquième session de l'Association française d'Urologie, Paris 1901.

CLERMONT (OISE)
IMPRIMERIE DAIX FRÈRES
3, PLACE SAINT-ANDRÉ, 3

1902

SUR

L'OPÉRATION DE BOTTINI

PAR

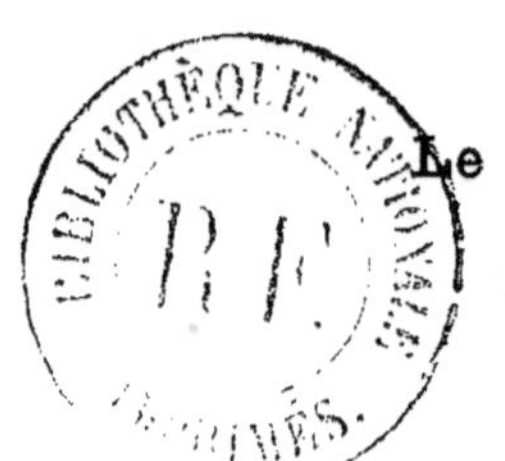

Le Docteur E. DESNOS

La section galvano-caustique de la prostate, qui a fait de rapides progrès pendant les dernières années dans l'esprit des chirurgiens, a mis près de 30 ans à vaincre les préventions qu'ils avaient contre elle.

Pour ma part, malgré les bons résultats que m'avaient donnés les résections partielles de la prostate faites à ciel ouvert, je n'avais pas osé employer un moyen qui me paraissait entouré d'aussi grandes incertitudes et dans son mode d'action et dans ses effets consécutifs. Je pense aujourd'hui, après avoir pratiqué l'opération de Bottini un certain nombre de fois, qu'elle est appelée à rendre des services dans des cas bien déterminés, mais que ses indications sont loin de pouvoir se généraliser et s'appliquer à toutes les hypertrophies prostatiques. Aujourd'hui, il me semble qu'il est surtout nécessaire d'établir à quels malades cette opération convient et c'est ce travail d'élimination que je chercherai à faire d'après ce qui a été publié et mes cas personnels.

Les conditions primordiales desquelles relève toute résection partielle de la prostate se retrouvent ici : c'est, d'une part, la présence d'un obstacle au col vésical, lésion nette et plus ou moins limitée, et, d'autre part, la conservation de la contractilité vésicale, cette dernière condition moins absolue toutefois, car j'ai vu la vessie redevenir contractile après la levée de l'obstacle prostatique. Mais de toutes les indications, celle qui commande le plus impérieusement l'opération de Bottini est la difficulté du cathétérisme. L'introduction de la sonde est devenue plus facile, après toutes mes opérations ; chez deux malades, en particulier, ces difficultés étaient extrêmes (obs. IV et V) ; chez l'un, qui urinait par regorgement depuis longtemps, toutes les tentatives étaient restées infructueuses et ce n'est qu'avec la manœuvre de la sonde bicoudée sur mandrin que je pus pénétrer, après plusieurs essais. La section galvano-caustique permit immédiatement le passage d'une béquille et quelques jours après la malade introduisait facilement une sonde de Nélaton. Dans l'autre cas, les difficultés étaient presqu'aussi grandes, compliquées d'une fausse route : le passage devint également des plus libres. Sur ce point, je ne connais pas d'exception et le cathétérisme a toujours été facilité.

Les difficultés du sondage constituent donc, à mon avis, la principale indication de la section galvano-caustique. La rétention d'urine a été modifiée dans ces cas d'une manière heureuse et parfaite dans la moitié des cas. Six de mes opérés sur 12 sont parvenus à vider complètement leur vessie par une miction normale, alors que la quantité retenue avant le traitement variait entre 60 et 300 grammes dans les cas de rétention incomplète. Dans deux cas de rétention complète, chez l'un elle durait depuis six mois, s'accompagnant d'infection grave, la vessie, qui était distendue par plus de 2 litres d'urine fétide, ne retenait plus, quelques jours après l'opération, que 250 gr. Chez l'autre, la rétention durait depuis 4 ans, et le malade se sondait toutes les 3 heures environ ; le lendemain de l'opération, il rendait spontanément 400 grammes d'urine par jour et peu après la moitié de la quantité totale émise dans les 24 heures (obs. IV). Chez les autres, l'amélioration fut plus ou moins prononcée, mais ne manqua chez aucun.

Tels sont les deux résultats principaux qui me paraissent constants chez les prostatiques qui ont été soumis à la section galvano-caustique, résultat précieux, on le voit, car ils atténuent la rétention et diminuent la saillie prostatique. Mais il existe des contre-indications qu'il importe d'indiquer.

L'infection tient le premier rang. Sans doute, le rétablissement de la miction normale par la suppression de l'obstacle assure l'évacuation de la vessie et concourt à l'asepsie de cet organe ; cela se produit souvent, mais non toujours, et dans la moitié de mes cas seulement l'évacuation complète a été obtenue. J'ajouterai que chez tous mes opérés, sauf un, ce résultat n'a pas été immédiat et s'est produit dans un délai qui a varié de quelques jours à deux mois (obs. I, II, V, VI, VII) : les raisons en sont complexes ; la principale est la lenteur du retour de la contractilité de la vessie dont les fibres ne sont plus forcées par une distension constante et qui reprennent peu à peu leurs fonctions.

Il en résulte que l'urine résiduelle continue à constituer un milieu de culture pour les organismes infectieux préexistants dans l'appareil urinaire. Or, il n'est pas indifférent d'exercer un traumatisme dans un milieu de ce genre, dans une cavité close dont l'évacuation reste imparfaite. Les accidents ou complications que j'ai observés se rapportent tous à des sujets infectés. Lorsque l'infection a la vessie pour siège unique ou principal, l'inconvénient n'est pas considérable : il en résulte seulement une recrudescence de la cystite pendant un temps plus ou moins court ; plus grand est le danger quand il s'agit de prostatite. J'ai vu dans 3 cas un redoublement assez intense de cette inflammation (obs. IV, VI) caractérisé par une augmentation de volume persistante, des douleurs violentes, locales et irradiées ; dans un cas même, un abcès de la prostate, petit d'ailleurs et de peu d'importance, s'est ouvert dans la vessie. Sans vouloir dès maintenant chercher à formuler une règle absolue, j'estime que dans les cas d'infection grave, la prostatectomie à ciel ouvert donne des garanties plus grandes.

Par contre, l'infection des voies supérieures ne m'a paru que très peu influencée par la section galvano-caustique, car le choc traumatique est réduit à son minimum : c'est une considération à retenir en présence du peu de résistance qu'offrent souvent les prostatiques, infectés ou non.

Les complications relevant directement de l'opération elle-même sont rares, en dehors de ces poussées aiguës locales que subissent les organes infectés. Le saignement est très peu considérable, parfois nul pendant l'opération même. Pendant les 2 ou 3 jours suivants, l'urine est quelquefois teintée ; encore est-ce exceptionnellement que je le constate dans mes observations. Après ce temps, la coloration rouge disparaît complètement, sauf dans un cas où elle a persisté pendant 6 jours à un très faible degré.

Quant aux douleurs consécutives, elles n'ont pas existé à proprement parler ; à peine les malades accusaient-ils une sensation de pesanteur, de lourdeur persistante au périnée, pendant les premiers jours, indépendamment, bien entendu, des douleurs liées aux prostatites et cystites que j'ai signalées.

Les résultats fonctionnels, on le verra dans mes observations, ont été bons en général, mais il faut être prévenu qu'ils sont ordinairement longs à se manifester ou à s'affirmer. Même dans les cas où la miction normale a reparu quelques heures après la section, le progrès s'accentue toujours avec le temps ; la rétention diminue ou devient nulle au bout de plusieurs semaines. Il en est de même pour les complications inflammatoires qui ont disparu peu à peu, et le bénéfice de l'opération ne s'est manifesté qu'à ce moment. Dans ma statistique, la mortalité est nulle, car je ne puis mettre au passif de l'opération le suicide d'un de mes opérés qui s'empoisonna 6 semaines après l'opération.

La technique de l'opération est connue et je n'aurai à relever ici que quelques points de détail. La plupart de mes opérations ont été pratiquées avec l'instrument de Freudenberg, qui, à côté de grands avantages, présente deux inconvénients que j'ai cherché à diminuer.

Quand on lit les observations de l'opération de Bottini faites à l'étranger, on voit que les auteurs indiquent d'une manière rigoureuse, avec des divergences d'ailleurs, le nombre de minutes et de secondes qu'il faut employer pour faire une section d'une étendue déterminée. Ces prescriptions sont à mon sens basées sur des idées théoriques et ne répondent pas aux indications cliniques.

Rien n'est aussi variable, en effet, que la résistance à l'incision du tissu des diverses prostates, et les chiffres indiqués risquent de faire passer l'instrument trop lentement et de produire une cautérisation plus profonde et plus étendue qu'on ne le désire ; plus souvent, au contraire, la lame incandescente creuse un sillon superficiel et saute par-dessus les tissus non divisés.

L'instrument de Freudenberg, qui présente du reste une heureuse disposition, expose à cet inconvénient. On sait que ce dernier offre la disposition générale d'un lithotriteur ; la branche mâle se termine par une lame de platine qu'un courant électrique fait rougir, tandis qu'un courant d'eau froide circule dans un double conduit dont est creusée la paroi de la branche femelle. La progression de la lame est produite par une vis sans fin, actionnée par un volant très puissant, force absolument inutile et même nuisible. En effet, la résistance des tissus auxquels on s'attaque est trop faible pour être transmise à la main au moyen de cette vis sans fin, en sorte qu'on peut très bien passer par-dessus les saillies prostatiques sans les diviser. Aucune sensation ne permet de se rendre compte de l'étendue de l'incision effectuée, et je suis certain pour ma part que dans deux de mes cas la section a été incomplète, sans que je m'en sois aperçu.

Les difficultés que la main éprouve à apprécier les sensations de résistance présentent un autre inconvénient. Portée à l'incandescence, la lame de platine perd de sa rigidité et se laisse ployer lorsqu'un obstacle s'oppose à sa

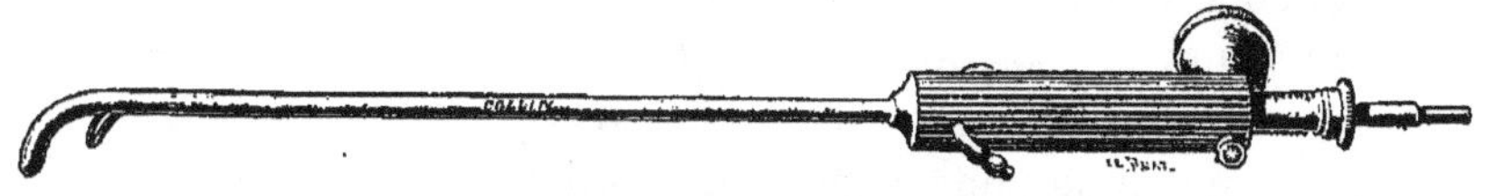

Fig. 1.

progression. Si la vis est tournée trop rapidement, alors que des tissus un peu résistants s'offrent à elle, la lame de platine se tord, s'incline vers la paroi de la branche femelle, entre en contact avec elle et le courant étant dévié, la lame cesse d'être incandescente. Non seulement l'opération est arrêtée, mais l'instrument est faussé ; la branche mâle ne peut plus pénétrer dans la branche femelle et le retrait rencontre de grandes difficultés.

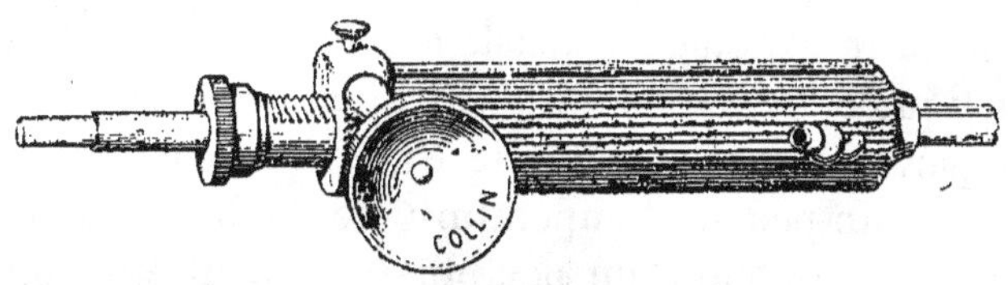

Fig. 2.

Les modifications que j'ai apportées à l'instrument de Freudenberg sont les suivantes (fig. 1) : je remplace la vis sans fin par une crémaillère à larges dents, mue par une roue à pignon (fig. 2). Le glissement des deux branches, mâle et femelle, est très doux, de sorte que la main qui actionne la roue à pignon recueille les moindres sensations de résistance.

L'opération se fait ainsi avec simplicité et sécurité : le bec de l'instrument renversé est appliqué sur la prostate, l'opérateur prend un point d'appui solide en appliquant l'avant-bras gauche sur la crête iliaque du malade, pendant que sa main gauche tient la poignée de l'instrument, comme lorsqu'il s'agit de marteler un calcul pendant une lithotritie. En faisant tourner légèrement la roue à pignon, le chirurgien rencontre une résistance qu'il apprécie facilement et qui indique que la lame ne peut progresser. Etablissant alors le courant électrique qui porte au rouge la lame de platine, il continue à exercer une très légère pression sur la roue à pignon dont la rotation ne peut se produire que lorsque le chemin devient libre au-devant de la lame, c'est-à-dire quand le tissu de la prostate est détruit et divisé. On est absolument certain d'avoir ainsi tout divisé et de ne consacrer à l'opération que le temps strictement nécessaire au résultat cherché. Il ne saurait donc être question d'un nombre de minutes déterminées d'avance, le temps employé est indifférent, et c'est sur les indications cliniques recueillies pendant l'opération que le chirurgien se guidera ; certaines opérations pourront être abrégées, d'autres, au contraire, se prolongeront plus longtemps qu'on a coutume de le voir signalé.

Un autre avantage consiste à pouvoir remplir la vessie d'un liquide qui en maintient les parois écartées et évite leur perforation. Peu importe que la présence du liquide diminue un peu la température de la lame ; la section demandera un temps un peu plus long peut-être, mais on aura la certitude de donner à l'incision l'étendue qu'on veut et rien que l'étendue qu'on veut.

La deuxième modification que présente mon instrument est de permettre d'employer des lames de hauteur différente. La branche femelle reste la même, mais grâce à un dispositif très simple, on peut changer les lames et en adapter successivement plusieurs à la crémaillère de la branche mâle. On sait, en effet, combien est variable la hauteur des saillies prostatiques ; la lame moyenne, en usage jusqu'à présent, peut être insuffisante pour une grosse et haute prostate, tandis qu'elle offre des dangers quand elle s'attaque à une petite saillie intra-vésicale surmontant une glande de petit volume. Avant de pratiquer une section galvano-caustique, on devra donc se rendre un compte exact de la hauteur de la prostate et de ses saillies au moyen du cystoscope, du toucher rectal et du palper recto-hypogastrique, et choisir une lame de dimensions appropriées. Les hauteurs des lames que j'ai prié M. Collin de fabriquer, mesurées en dehors de la surface externe de la tige, sont de 10 millimètres 1/2, 12 millimètres et 14 millimètres.

OBSERVATIONS

Aux 5 cas publiés dans le *Bulletin de la Société de thérapeutique* (22 mai 1901) je joins les 7 observations suivantes.

Obs. I. — Bert..., 62 ans : a eu dans sa jeunesse de nombreuses blennorragies qui ne paraissent pas avoir laissé de traces ; aucun phénomène urinaire depuis lors jusqu'à il y a 2 ans. Il éprouva à ce moment des difficultés mictionnelles qui, légères et nocturnes au début, deviennent à peu près constantes, mais nullement douloureuses.

Le cathétérisme fut alors nécessaire, par intermittences d'abord ; bientôt la miction normale n'amena plus qu'une quantité presque nulle d'urine ; la rétention est complète depuis 6 mois.

Le malade se sonde depuis ce moment 4 fois par jour, avec des précautions d'asepsie parfaites ; l'urine est restée limpide et paraît aseptique. Les besoins ne se font sentir que toutes les 5 ou 6 heures, aux approches du cathétérisme, qui est souvent difficile.

15 mai 1901. Etat actuel : La sonde-béquille bute dans la prostate, puis pénètre sans trop de difficultés ; elle donne issue à une urine claire, limpide ; la force de projection est nulle et

le jet tombe en bavant. Par le toucher rectal, on trouve une prostate moyennement développée, parfaitement symétrique et lisse.

Le cystoscope montre une vessie à petites colonnes, à muqueuse un peu blanche et décolorée, sans lésions de cystite. Les lobes latéraux de la prostate sont peu développés ; mais le lobe médian est saillant, forme une saillie prononcée non pédiculée, qui se prolonge obliquement vers les lobes latéraux.

Une section galvano-caustique est pratiquée le 22 mai, sans incident ; l'incision est prolongée sur 3 centimètres et dure 4 minutes. Urine un peu teintée ; sonde à demeure.

Le 25 mai, la sonde est retirée ; pas de changement dans la miction à ce moment, mais le cathétérisme devient immédiatement facile. A partir du 28 mai (6e jour), la miction spontanée reparaît ; le besoin se répète toutes les 3 heures environ. Néanmoins, la vessie retient encore 5 à 600 grammes d'urine ; deux sondages sont nécessaires.

10 juillet : les mictions se répètent toutes les 2 à 3 heures et 50 à 60 grammes sont évacués à la fois ; la rétention n'est plus que de 200 grammes. Elle tombe à 80 grammes le 31 juillet.

Au mois d'octobre le malade a été revu et on a constaté que la rétention ne dépassait pas 20 grammes ; jusqu'à présent le malade s'est sondé et a lavé la vessie 2 fois par semaine, bien que l'urine soit restée aseptique, il lui est prescrit de s'abstenir de tout cathétérisme.

Obs. II. — Yvo..., 66 ans. A toujours joui d'une bonne santé et ne signale rien de pathologique avant les 3 ou 4 dernières années. Vers cette époque, il a commencé à éprouver des difficultés assez grandes dans l'émission de l'urine ; ces crises de dysurie, sinon de rétention, étaient très intermittentes, durant toujours plusieurs jours de suite pour disparaître pendant plusieurs semaines et même plusieurs mois et se reproduire sans cause apparente, débutant le jour aussi bien que la nuit.

Le malade fut sondé à plusieurs reprises, assez facilement, semble-t-il, tout d'abord, mais bientôt les difficultés commencèrent. Depuis 6 mois, la sonde même fut arrêtée à deux reprises différentes ; une ponction hypogastrique fut nécessaire une fois; la seconde fois une sonde sur mandrin passe après 36 heures de rétention. L'état général est resté bon.

2 juin. Etat actuel : rien à noter dans l'aspect extérieur, en

dehors d'un allongement très grand des bourses ; pas de matité à la région hypogastrique. Au cathétérisme une boule exploratrice parcourt librement l'urètre antérieur et la région bulbaire, mais est arrêtée dans la prostate. On ne pénètre dans la vessie qu'avec une sonde-béquille à bec allongé et on retire ainsi 140 grammes environ d'urine un peu louche. Au toucher rectal, la prostate est relativement peu développée, sans bosselures, avec un lobe gauche prédominant. Le cystoscope montre des colonnes petites mais très nombreuses, une muqueuse rouge vascularisée, un peu desquamée dans le basfond. La prostate offre une saillie médiane peu considérable, un lobe gauche très développé.

Une section galvano-caustique est pratiquée le 12 juin 1901 ; la vessie ayant été lavée puis remplie de 160 gr. d'une solution de protargol : l'instrument de Freudenberg est introduit et la lame, portée au rouge-vif, progresse de 4 cent. 1/2 en 3 minutes 1/2.

Une deuxième section est faite sur le lobe gauche de la prostate, l'instrument étant incliné de 45° environ de ce côté ; 3 minutes sont employées à progresser de 3 centimètres. L'instrument est retiré, une sonde placée à demeure et des lavages évacuent un liquide assez fortement coloré en rouge.

Pendant les 3 jours que la sonde resta en place, de très petits débris d'eschares sont évacués, mais l'urine devient claire et a perdu même immédiatement l'aspect louche qu'elle avait auparavant. La sonde est retirée le 15 juin et le malade urine facilement. Le 18 juin, la rétention tombait à 60 grammes, l'urine contenait encore quelques filaments : une sonde de Nélaton passe avec la plus grande facilité.

Le 1er juillet la rétention a complètement cessé : une sonde introduite après une miction ne retire que 5 à 6 grammes d'urine claire : le malade n'urine que toutes les 3 ou 4 heures et passe toutes ses nuits sans être réveillé par le besoin.

Il a été revu le 15 octobre, la rétention n'a pas reparu et le cathétérisme reste des plus faciles. A l'examen cystoscopique on constate un large sillon médian : le lobe gauche semble avoir disparu, mais on ne retrouve plus la trace du passage de la lame à son niveau.

Obs. III. — Coh..., 69 ans : aucun passé urinaire autre que des blennorragies très anciennes qui ne paraissent pas avoir laissé de traces. Bonne santé habituelle, un peu d'emphysème pulmonaire depuis quelques années.

A commencé à éprouver quelques difficultés mictionnelles, il y a 5 ans, la nuit seulement, consistant alors en un simple retard du départ du jet ; bientôt, elles devinrent pénibles pendant toute la durée du passage de l'urine, il urine douloureusement de temps en temps. Il fut sondé pour la première fois, il y a 2 ans, et la sonde permit de constater la retenue d'une quantité notable d'urine. Les cathétérismes furent depuis lors faits très irrégulièrement ; l'urine cependant resta limpide pendant longtemps et ne se troubla que dans ces derniers temps.

Le cathétérisme est difficile depuis un an environ, parfois même la sonde ne peut passer; jamais d'ailleurs aucune manœuvre importante de cathétérisme ne fut nécessaire, car il n'y eut jamais de rétention complète. Ces difficultés ont augmenté dans ces derniers temps et l'introduction de la sonde est le plus souvent impossible.

Le 1er juin 1901, je constate l'état suivant : la vessie est distendue et fait une saillie appréciable au-dessus du pubis. Le canal est libre : un explorateur bute dans la traversée prostatique, et s'arrête au niveau du col vésical. Une sonde-béquille passe avec difficulté et livre passage à un jet d'urine projetée sans force, un peu louche, sans odeur fétide : les dernières gouttes tombent tout à fait en bavant et sont constituées par du pus presque pur. La vessie réagit mal aux lavages et ne se contracte pas.

Au toucher rectal, la prostate est grosse, le lobe gauche prédomine, sans bosselures ni indurations ; aucun point de sensibilité n'est accusé, il est impossible d'atteindre le bas-fond vésical.

Les difficultés du cathétérisme continuant, et le malade ne pouvant supporter la sonde à demeure, je propose, malgré l'infection de la vessie, l'opération de Bottini qui est pratiquée le 25 juin.

La vessie étant vidée et remplie d'une solution de protargol, l'instrument est introduit et la lame, étant portée au rouge-vif, progresse de 4 cent. 1/2 en 5 minutes. Aucun incident ne survient ; un suintement sanguin des plus faibles apparaît et se calme quelques minutes après. Les lavages ne ramènent que du liquide légèrement coloré et un peu purulent. Une sonde à demeure est placée.

27 juin. La sonde a bien fonctionné et donne issue à un liquide assez purulent, mais pas rouge. Les lavages entraînent quelques débris d'escharres rougeâtres.

28 juin. La sonde est retirée, elle a déterminé de l'urétrite

et un écoulement assez abondant ; la prostate paraît n'y pas participer, car on ne constate aucun symptôme dans cette région et le toucher rectal ne révèle rien d'anormal.

2 juillet. Le malade n'a pas encore eu de miction spontanée, mais les sondes (béquille, de gomme, ou droite de caoutchouc), passent très facilement.

6 juillet. Le malade a uriné seul 300 grammes environ d'urine ; le cathétérisme est toujours des plus faciles ; il est répété deux fois par jour et donne issue à environ 500 grammes d'urine chaque fois ; la purulence a beaucoup diminué ; l'urétrite persiste.

17 juillet. Excellent état général ; l'appétit et les forces sont revenus ; la sonde passe toujours très facilement, la quantité d'urine rendue spontanément varie entre 250 et 500 grammes par jour.

28 juillet. Même état ; l'urétrite a disparu ; les urines sont presque claires, abandonnant un très léger dépôt au fond du vase : le malade n'a pas d'envies impérieuses et urine 2 à 3 fois dans l'intervalle des cathétérismes.

15 septembre. Le malade a fait une saison à Evian et ses urines sont devenues de plus en plus claires.

Il ne se sonde plus qu'une fois par jour. Mais comme la quantité retenue est devenue plus considérable, le cathétérisme est repris deux fois par jour.

30 sept. La répétition du cathétérisme a ramené la quantité retenue à 400 grammes environ : bon état général et local.

29 oct. Le malade est dans le même état, se trouve bien et refuse une nouvelle section galvano-caustique : la prostate reste volumineuse.

Obs. IV. — Thil... 66 ans, ne présente aucun antécédent personnel, sauf quelques rhumatismes à diverses périodes de sa jeunesse. Grand mangeur et grand buveur, il fit de tout temps de nombreux excès. Il eut plusieurs blennorragies dont aucune ne paraît avoir guéri complètement. Il ne semble pas qu'il ait jamais eu de rétrécissement urétral.

Il ressentit les premières difficultés mictionnelles il y a une dizaine d'années, nocturnes d'abord et très intermittentes. La marche progressive de ces difficultés fut très lente, ce n'est qu'au bout de 4 ans que la miction fut réellement pénible. Il est probable que l'infection vésicale fut très précoce car dès le début il remarqua que ses urines étaient troubles. Quant à la douleur de miction, elle fut très intermittente, influencée surtout par des excès de table.

C'est vers l'âge de 60 ans que le cathétérisme fut nécessaire, et produisit de suite une amélioration. La vessie, dès ce moment, retenait une assez grande quantité d'urine, quoique le malade ne puisse donner que des renseignements assez vagues sur ce point. D'ailleurs, dès que l'amélioration survenait, le malade, très négligent, ne se sondait plus. Trois ans plus tard, éclate une crise de rétention complète avec fièvre, frissons et douleurs : le cathétérisme, très difficile, amena un saignement abondant. La rétention persistant, une sonde à demeure fut placée, et maintenue pendant 15 jours environ. Après ce temps, le cathétérisme redevint facile, mais la miction normale resta désormais impossible.

Pendant 4 ans, l'état ne se modifia pas, et la miction normale fut impossible ; jamais une goutte d'urine ne fut émise spontanément. Le malade se sondait de 4 à 6 fois par jour, très irrégulièrement, non pas à heure fixe, mais quand le besoin devenait impérieux. Les précautions d'asepsie n'ont jamais été que très sommaires. Aussi la vessie resta-t-elle infectée comme elle l'avait été dès le début de la rétention ; urines troubles en masse, abandonnant un dépôt tantôt glaireux, tantôt franchement purulent ; au-dessus un liquide lactescent, blanc sale.

Les douleurs accusées par le malade n'étaient pas très intenses, et consistaient en une sensation de lourdeur, de pesanteur de toute la région périnéale ; parfois des douleurs lancinantes se propageaient jusqu'au gland. Le passage de la sonde était ordinairement douloureux ; parfois il éveillait seulement une sensibilité un peu vive. L'état général était assez bon ; l'appétit toutefois avait beaucoup diminué, et le sommeil était très troublé.

Ce cathétérisme avait été facile jusqu'au commencement de 1901. Cependant la sonde de Nélaton ne pénétrait plus depuis quelques mois déjà. La sonde-béquille de gomme dut être employée ; mais elle-même rencontra des difficultés, et au mois de février, je fus appelé pour une rétention complète datant d'une journée environ ; le malade avait employé diverses sondes sans réussir et avait fait saigner son canal. Le maintien d'une sonde à demeure rétablit une liberté relative du canal, mais l'emploi de sondes à très grande courbure ou bicoudées devint désormais nécessaire.

Deux nouvelles crises de rétention, avec impossibilité pour le malade de se sonder, eurent lieu jusqu'en juin 1901, époque où je constatai l'état suivant :

Tout instrument droit, coudé ou à courbure petite ou moyenne, bute dans la traversée prostatique ; seule, une sonde bicoudée avec mandrin pénètre dans la vessie et livre passage à une urine très trouble, lactescente dont la quantité retenue varie entre 150 et 500 grammes ; c'est le maximum que le malade peut tolérer, sans être obligé de recourir à la sonde. Les 10 derniers centimètres cubes sont constitués par du pus presque pur. A ce moment, des douleurs sont accusées par le malade et se prolongent pendant tout le temps que la vessie reste vide.

La prostate, examinée par le rectum, est très grosse, globuleuse, lisse, sans saillie, le doigt ne peut en atteindre le bord supérieur. Elle est sensible à une pression même très modérée; sa consistance est uniforme et on n'y constate aucun point induré, ni ramolli.

Les autres organes paraissent sains ; les régions rénales et urétérales sont normales et ne sont aucunement sensibles à la pression. Il n'existe pas de symptômes de néphrite ni d'insuffisance rénale.

Une sonde fut de nouveau maintenue à demeure et grâce à elle, l'infection de la vessie diminua ; mais dès son retrait, la purulence redevint aussi grande qu'auparavant, et les difficultés du cathétérisme recommencèrent. C'est alors que le malade accepta l'opération de Bottini.

Le 2 juillet, la vessie ayant été aseptisée, autant que possible, au moyen d'une sonde maintenue à demeure pendant 4 jours, et des lavages, le malade est chloroformé ; la vessie est longuement lavée, puis remplie d'une solution de protargol. L'instrument de Freudenberg étant introduit, le bec renversé en bas sur la ligne médiane, je pratique une incision galvanocaustique de 4 centim. 1/2 de longueur faite en 5 minutes.

L'écoulement sanguin fut presque nul ; une sonde placée à demeure donna issue, pendant les 3 jours qu'elle fut maintenue, à une urine à peine rosée, mais entraînant des mucosités rougeâtres et de très petits débris d'eschares.

Le 5 juillet, la sonde est retirée, et quatre heures après le malade rendit par une miction spontanée 60 grammes de liquide, miction qui n'avait pas eu lieu depuis plus de 4 ans ; néanmoins la sonde introduite dans la soirée retira encore 400 grammes environ d'urine résiduelle.

Des lavages furent faits régulièrement et une asepsie relative de la vessie fut obtenue. Mais les jours suivants les besoins restèrent fréquents, toujours assez douloureux, douleurs qui persistaient longtemps après les mictions.

Au 10e jour, l'état est le même, c'est-à-dire que les mictions spontanées se répètent tous les 3/4 d'heure environ, impérieuses et douloureuses ; le cathétérisme, devenu facile, est pratiqué deux fois par jour et livre passage à une quantité d'urine résiduelle variant de 250 à 400 grammes. Le volume de la prostate apprécié par le rectum fait constater que la glande n'a pas subi de modifications.

Pensant que la libération de l'orifice vésical était incomplète, et devant le volume très considérable de la prostate, je pratiquai une seconde section galvano-caustique. Le malade ne fut pas chloroformé, la vessie et l'urètre prostatique étant anesthésiés avec une solution de cocaïne à 3 %. La vessie remplie, l'instrument fut introduit et la section pratiquée sur le lobe gauche qui avait paru le plus saillant. Les douleurs très vives, arrachèrent des cris au malade pendant les 3 minutes que dura la section. Une sonde fut placée à demeure.

Un calme relatif survint pendant les 3 jours que la sonde fut maintenue ; mais, dès son retrait, la situation redevint ce qu'elle était auparavant : mictions spontanées se renouvelant à des intervalles variant d'un quart d'heure à une heure 1/4, jour et nuit, et toujours douloureuses. Le cathétérisme retirait toujours la même quantité d'urine, 400 grammes environ. Le volume de la prostate était le même, sans aucun point plus douloureux ou ramolli qui pût faire penser à un abcès de la glande ; la purulence des urines avait cependant été modifiée par des lavages au protargol et au nitrate d'argent.

Depuis une huitaine de jours une certaine amélioration semblait se produire dans la violence des douleurs quand le malade fut trouvé mort dans son lit, dans des circonstances qui ne permirent pas de douter d'un empoisonnement volontaire.

Obs. V. — Mut..., 76 ans. Bonne santé antérieure. Rhumatismes à l'âge de 40 ans ; aurait eu des complications cardiaques à ce moment.

A eu à l'âge de 25 ans une blennorragie de courte durée, qui ne paraît pas avoir laissé de traces. Depuis lors, n'a plus rien éprouvé du côté de l'appareil urinaire jusqu'aux 4 et 5 dernières années : il avait des envies d'uriner nocturnes plus fréquentes. Depuis 2 ans, la fréquence s'accompagne de douleurs, post-mictionnelles d'abord, puis presque constantes, les urines se troublèrent et laissèrent un dépôt de plus en plus abondant au fond du vase.

Il y a un an, recrudescence des douleurs qui persistèrent

dans l'intervalle des mictions, avec une fréquence à peu près égale le jour et la nuit, mais influencées cependant par les secousses et la locomotion. Il ne paraît pas y avoir eu d'hématuries avant les derniers 6 mois, mais depuis lors elles se répétaient assez souvent et en particulier toutes les fois que le malade sortait en voiture.

Jusque-là le malade avait refusé toute intervention locale et son traitement n'avait consisté qu'en capsules de térébenthine et benzoate de soude. Il consentit alors à se laisser cathétériser, mais le médecin appelé ne put y parvenir et un saignement urétral qui s'ensuivit effraya le malade, qui refusa de nouveau de se laisser sonder.

Les symptômes augmentèrent de gravité, les mictions devinrent de plus en plus lentes et pénibles ; enfin depuis 2 mois environ, l'urine s'échappe involontairement pendant la nuit : cette miction, par regorgement, devient le principal mode d'écoulement de l'urine, et les efforts qui accompagnent les tentatives de miction normale sont à peu près infructueux.

De nouveaux essais de cathétérisme, normalement et prudemment pratiqués, échouèrent ; le malade me fut alors amené le 15 septembre.

15 sept. — Malade amaigri, facies jaune-paille, langue sale et un peu sèche au centre : les divers appareils de l'économie autres que l'appareil urinaire semblent normaux. Les régions rénales ne sont le siège d'aucune tuméfaction, mais le doigt introduit dans l'espace costo-iliaque y provoque de la douleur ; rien sur les trajets urétéraux.

Au toucher rectal, prostate un peu grosse, égale et sans saillies latérales ; immédiatement en arrière, le bas-fond vésical rempli. La main hypogastrique limite un globe vésical distendu sans qu'il fasse une saillie apparente à la vue, sans douleur spontanée ni provoquée. Une boule exploratrice parcourt librement l'urètre jusqu'à la prostate, où elle est arrêtée. Il en est de même de la sonde de Nélaton et des autres instruments de cathétérisme, dont aucun ne pénètre dans la vessie. La sonde bicoudée ou armée d'un mandrin coudé ou courbé est également arrêtée et ne pénètre qu'avec la manœuvre du glissement de la sonde sur le mandrin fixe. Elle livre passage à de l'urine fétide qui devient de plus en plus purulente à mesure que la vessie se vide ; celle-ci n'est d'ailleurs pas mise à sec, mais une certaine quantité est remplacée par une quantité de solution boriquée. La sonde-béquille est fixée à demeure.

L'évacuation complète n'est obtenue qu'au 3e jour ; la vessie est lavée au nitrate d'argent une fois par jour. Une désinfection relative étant obtenue, un explorateur métallique est introduit et rencontre un calcul d'accès difficile.

21 septembre. — Une lithotritie est pratiquée; aux difficultés de cathétérisme s'ajoutent celles de la saisie des calculs qui sont trouvés multiples, dissimulés dans des replis vésicaux très profonds ; un de ces calculs, situé dans le bas-fond, semble enchatonné, et ne peut être broyé que sur place sans avoir été mobilisé. L'évacuation des débris est effectuée sans qu'une exploration ait pu donner la certitude du débarras complet de la vessie. La sonde est de nouveau laissée à demeure.

24 sept. — Les suites ont été bonnes, sans réaction locale ni générale.

Au 4e jour, on essaye de retirer la sonde, mais la rétention reste complète.

Au 7e jour, les urines sont beaucoup moins septiques. M. Desnos décide de faire une nouvelle séance de lithotritie sous le chloroforme, et de pratiquer une section galvano-caustique de la prostate, immédiatement après.

29 sept.— Le lithotriteur rencontre encore 2 fragments assez volumineux, les recherches rendues difficiles par les irrégularités vésicales donnent cependant la certitude de l'évacuation totale de la vessie.

On procède alors à la section galvano-caustique : en 6 minutes, la lame progresse de 5 centimètres. Aucun incident ne survint pendant l'opération : la lame est retirée recouverte de débris d'eschare. Une sonde est introduite très facilement et le liquide à peine teinté s'écoule. Elle est laissée à demeure ; des lavages à la solution de protargol sont faits 3 fois par jour.

2 octobre. La sonde a été bien supportée et a donné constamment issue à une urine assez rouge pendant les 2 premiers jours, à peine teintée ensuite, et mélangée encore d'une assez grande quantité de pus.

3 octobre. Le malade n'a pas uriné seul et a dû être sondé 5 fois dans les 24 heures ; une sonde à béquille passe très facilement.

6 octobre. Même état, la rétention est encore complète, mais le cathétérisme est des plus faciles et une sonde de Nélaton passe sans rencontrer de résistance. Les urines sont beaucoup plus claires.

7 octobre. Le malade a uriné 120 grammes par une miction normale : le cathétérisme continue à être pratiqué 3 fois par jour.

10 octobre. La miction normale est rétablie ; le malade urine toutes les 3 heures : une rétention incomplète persiste néanmoins, et la moitié de la quantité totale de 24 heures seulement est expulsée spontanément. L'urine est tout à fait limpide : par le repos on constate seulement un dépôt très peu abondant.

15 octobre. Le malade, très bien portant, ne souffre plus, urine toutes les 3 heures, et la sonde, introduite une seule fois en 24 heures, ne retire que 150 grammes d'urine résiduelle. Le cystoscope montre qu'une large brèche existe sur la ligne médiane.

Obs. VI. — Via..., 64 ans. N'a pas d'autre passée urinaire qu'une blennorragie vers l'âge de 20 ans. Il n'éprouve des difficultés réelles de miction que depuis 9 mois, bien que la fréquence nocturne se soit montrée depuis longtemps ; très rapidement, en quelques jours, les mictions devinrent de plus en plus difficiles, il y a un mois environ, et le cathétérisme nécessaire; le malade fut alors sondé assez régulièrement pendant quelque temps, puis se négligea, la miction étant redevenue facile.

Examen, le 13 juillet 1900 : Canal libre, traversée prostatique longue ; une sonde-béquille passe assez facilement ; les urines sont troubles avec un dépôt terminal abondant ; 150 grammes environ sont retirés après une miction. Prostate énorme, régulière, non bosselée, un peu douloureuse au toucher.

Pendant 13 mois, le malade vient régulièrement à la clinique où des lavages antiseptiques (acide borique, permanganate, protargol, etc.) sont pratiqués. Une certaine amélioration est produite : cependant, à plusieurs reprises, des phénomènes inflammatoires intenses se sont montrés du côté de la prostate, rendant la miction temporairement très difficile, tandis que le toucher rectal montre une prostate tuméfiée, douloureuse, animée de pulsations, un peu molle, sans foyer de ramollissement limité : cependant à 2 reprises on a pu croire à l'évacuation de petits abcès de la prostate dans la vessie. Le cystoscope montre une très grosse saillie du lobe médian qui envoie un prolongement dans la vessie.

A la fin du mois d'août, les symptômes devinrent de plus en plus intenses du côté de la vessie, pendant que la prostatite semblait diminuer. Une section galvano-caustique est pratiquée le 9 septembre sous le chloroforme avec l'instrument de Freudenberg, la vessie vidée et lavée ayant été remplie d'une solution de protargol. L'instrument progresse régulièrement pendant 2 minutes 1/2 au rouge vif ; on pratique ainsi une incision de 2 centimètres environ, puis tout à coup l'aiguille de l'ampèremètre revient vers le 0 : on arrête le courant, et on éprouve quelques difficultés à refermer l'instrument pour le retirer.

On s'aperçoit alors que la lame de platine s'était faussée et tordue et était entrée en contact avec la branche femelle de l'instrument.

Aucun incident ne survint cependant alors ; une sonde à demeure fonctionna régulièrement et fut retirée 4 jours après, la miction normale s'effectua comme auparavant et la quantité d'urine retenue était la même.

L'état ne se modifia pas pendant une vingtaine de jours : je jugeai nécessaire de compléter l'opération et je pratiquai une nouvelle section galvano-caustique le 28 septembre. Je continuai la section commencée sur la ligne médiane, et je la poursuivis de 3 centimètres environ. La sonde fut placée comme après la première opération.

Dès son retrait au 3e jour, des phénomènes de prostatite intense se manifestèrent du côté du rectum, la glande parut très volumineuse et le cathétérisme resta difficile. Une sonde à demeure fut de nouveau placée ; aucun signe évident d'abcès de la prostate ne se montra, mais la prostatite resta intense et douloureuse pendant 10 jours.

Depuis lors elle s'est atténuée, peu à peu, grâce à des soins antiseptiques très minutieux et à des évacuations régulières et méthodiques. Ce n'est que 6 semaines après la dernière opération que l'amélioration parut ; la rétention a diminué de moitié, l'infection est moindre et s'atténue encore progressivement ; le malade n'est plus sondé que tous les 2 ou 3 jours.

Obs. VII. —M. Mar..., âgé de 61 ans, ne présente aucun antécédent morbide, au moins du côté des voies urinaires. C'est à peine si, depuis 2 ans, il a quelquefois des envies d'uriner un peu plus fréquentes, de temps en temps. Cette fréquence ne s'est manifestée, que depuis 3 mois environ, en même temps qu'une difficulté plus grande à commencer la miction.

Il y a 8 jours, à la suite d'excès de boisson, impossibilité complète d'uriner ; le cathétérisme est pratiqué d'abord par son médecin, puis par lui-même ; presqu'aussitôt après les urines se troublèrent et les envies d'uriner devinrent fréquentes et impérieuses, mais elles ne pouvaient être satisfaites spontanément, d'où une répétition très fréquente des sondages qui deviennent de plus en plus difficiles.

Examen le 16 oct. 1901 : vessie distendue, dont le globe est appréciable au-dessus du pubis ; urètre libre, urétrite assez prononcée ; une sonde-béquille rencontre quelques difficultés dans la traversée prostatique : 500 grammes d'urine trouble sont évacués par la sonde, qui est laissée à demeure. La prostate, examinée par le rectum est peu volumineuse, globuleuse, très sensible au contact, animée de battements artériels. Aucune modification des régions rénales.

Au cystoscope, on constate une saillie transversale très régulière de la prostate au niveau de l'orifice vésical, avec une saillie plus prononcée sur la ligne médiane ; lésions de cystite au 2e degré, généralisées.

17 oct. La sonde a été mal supportée : le malade l'a retirée et sa réintroduction a été difficile.

18 oct. L'état étant le même, une section galvano-caustique est pratiquée sous le chloroforme, la vessie ayant été vidée, lavée et remplie d'une solution de protargol. L'instrument modifié par nous est introduit renversé et tenu exactement sur la ligne médiane ; la lame moyenne est employée ; 3 minutes 1/2 suffisent pour pratiquer une incision de 3 centim. 1/2 ; la lame ne progresse que lentement, mue par le pignon et n'avance qu'autant qu'on sent une liberté absolue au-devant d'elle.

L'instrument est retiré, la vessie évacuée, l'urine est à peine colorée. Une sonde à demeure est replacée.

20 oct. Suites bonnes : cependant quelques douleurs se sont montrées au périnée et dans la région anale : l'exploration rectale ne décèle rien, sinon la même congestion prostatique qu'avant l'opération.

23 oct. La sonde est retirée depuis 2 jours, mais la miction normale n'a pas reparu ; les urines restent troubles.

25 oct. Une petite quantité d'urine est évacuée normalement : 3 sondages sont nécessaires dans les 24 heures : le malade quitte la clinique.

15 nov. La miction normale a reparu très rapidement ; aujourd'hui le malade vide à peu près complètement sa vessie ; les urines restent toujours un peu infectées.

Clermont (Oise). — Imp. DAIX frères.